DES

KYSTES HYDATIQUES

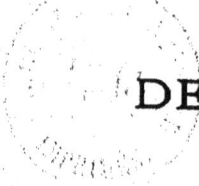

DE LA NUQUE

PAR

H. COLOMB

DOCTEUR EN MÉDECINE

EX-AIDE PRÉPARATEUR DE CHIMIE BIOLOGIQUE (Concours 1901)

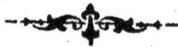

MONTPELLIER

IMPRIMERIE G. FIRMIN, MONTANE ET SICARDI

Rue Ferdinand-Fabre et quai du Verdanson

1904

DES

KYSTES HYDATIQUES
DE LA NUQUE

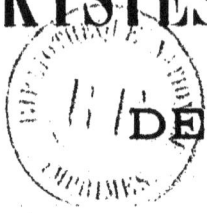

PAR

H. COLOMB

DOCTEUR EN MÉDECINE

EX-AIDE PRÉPARATEUR DE CHIMIE BIOLOGIQUE (*Concours 1901*)

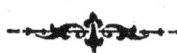

MONTPELLIER

IMPRIMERIE G. FIRMIN, MONTANE ET SICARDI

Rue Ferdinand-Fabre et quai du Verdanson

—

1904

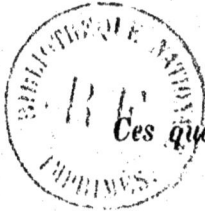

Ces quelques pages, nous les dédions
à nos Parents

H. COLOMB.

AVANT-PROPOS

Les kystes hydatiques des muscles sont rares. Le foie est un filtre qui arrête la plupart des œufs ingérés avec les aliments et « aspirés » par les ramuscules d'origine de la veine porte.

Un cas observé chez un malade de M. le professeur Estor et opéré par lui avec M. le professeur agrégé Jeanbrau nous a paru intéressant à rapporter à cause de son siège exceptionnel : il s'agissait d'un kyste de la nuque du côté gauche, du volume d'une orange, profondément développé au voisinage des vertèbres cervicales, mais nettement creusé dans les masses musculaires. Le diagnostic était impossible sans ponction aspiratrice : celle-ci, faite par M. Estor, donna issue à un liquide « eau de roche » qui ne laissa pas de doutes sur la nature de cette tumeur consistante, soulevant les muscles, sans déterminer, d'ailleurs, d'autres phénomènes qu'un peu de gène fonctionnelle.

Après injection dans la poche de vingt centimètres cubes de liqueur de van Swieten, M. Jeanbrau, qui suppléait à cette époque le professeur Estor, incisa la poche, enleva la vésicule mère et, après constatation qu'il ne restait rien dans la poche vidée de son contenu, sutura sans drainage. La guérison survint rapidement.

Sur le conseil de M. le professeur Estor, nous avons cherché dans la littérature les cas de kystes hydatiques de la nuque publiés, et nous les avons réunis dans cette courte étude d'ensemble. Ils ne sont pas nombreux; quelques-uns sont anciens et peu instructifs. D'autres sont rapportés d'une façon par trop succincte. Mais notre désir n'est pas d'écrire sur un sujet aussi bien connu une étude originale. Nous avions commencé une thèse de biologie et nous avions déjà fait toute une série de recherches et d'expériences, lorsque notre maître, M. le professeur Raphaël Dubois nous a prié de réserver notre travail pour en faire l'objet de notre thèse de doctorat ès sciences. Obligé par des circonstances pressantes de terminer notre scolarité médicale, nous avons dû faire une thèse hâtive et nous nous excusons auprès de nos Maîtres de ne pouvoir leur présenter un travail plus étendu, plus documenté et dont les conclusions mettent au moins en relief un fait peu connu ou nouveau.

Notre travail comprend cinq chapitres : le premier, d'anatomie pathologique, résume les lésions ordinaires des kystes hydatiques musculaires et tâche d'indiquer les complications et les lésions spéciales aux kystes de la nuque, à la faveur de la topographie du lieu où ils se trouvent. Le second, d'étiologie et de pathogénie, n'offre rien de particulier. Le troisième tâche d'analyser l'évolution clinique des tumeurs échinococciques de la région cervicale postérieure et de faire saillir ce que la pathologie spéciale à cette région présente de particulier dans le diagnostic de ces kystes. Pour cela, une série de 15 observations et un tableau analytique appuyent cette étude. Le pronostic a été jugé bénin pour cette affection dans le quatrième chapitre, qui envisage aussi les complications. Enfin, le cinquième chapitre, s'occupant du traitement, indique quelques points spéciaux de technique.

Nous sommes reconnaissant à nos maîtres de l'honneur qu'ils nous ont fait en voulant bien juger notre thèse. Notre président, M. le professeur Estor, est un si excellent maître

dans cette pédagogie spéciale aux études médicales, que
nous voulons déclarer ici que c'est beaucoup de lui que nous
tenons notre instruction chirurgicale, ainsi que du brillant
enseignement du professeur Forgue, dont nous nous consi-
dérons l'élève avec une juste fierté. Nos remerciements vont
aussi à M. le professeur agrégé Imbert. Mais M. le professeur agrégé Jeanbrau a droit plus que tout autre à notre re-
connaissance; c'est à lui que nous devons le fond de notre
thèse, et il n'a plaint ni ses peines, ni ses heures précieuses,
ni ses conseils, pour nous permettre de mener ce petit travail à bonne fin. Aussi, désirons-nous qu'il soit écrit à

l'hommage de notre Maître

le professeur agrégé Jeanbrau.

Enfin, nous adressons encore toutes nos sympathies à notre
maître de laboratoire, M. le professeur agrégé Moitessier, et
à un de nos maîtres lyonnais, M. le professeur Raphaël
Dubois.

KYSTES HYDATIQUES

DE LA NUQUE

CHAPITRE PREMIER

ANATOMIE PATHOLOGIQUE

Les kystes hydatiques se développent dans les régions vasculaires et dans les gros muscles de préférence.

D'où il découle ce fait, que l'observation vérifie, que leur siège à la nuque est rare, qu'ils se développent vers la région sternomastoïdienne, qui est vasculaire, et dans le muscle trapèze, qui est le plus volumineux.

Mais la région postérieure du sterno-cléido-mastoïdien est celle qui divise le cou en deux parties, l'une antérieure, l'autre postérieure. L'aponévrose cervicale profonde, après avoir passé en avant des corps vertébraux et avoir quitté les apophyses vertébrales transverses, vient confluer, entre le sterno-cléido-mastoïdien et le trapèze, avec les deux aponévroses moyennes et superficielles. Ainsi sont délimitées deux régions qui en clinique offrent une pathologie différente.

Seront donc de la nuque tous les kystes hydatiques

situés en arrière de la cloison aponévrotique profonde. Pourtant, il sera utile de faire une distinction : les kystes pourront être ou franchement de la nuque ou provenir de kystes cervicaux antérieurs ayant fusé en arrière du sterno-cléido-mastoïdien.

La forme de la tumeur n'aura rien de constant : pyriforme, arrondie, proéminente, pédiculée ou étalée, tous les modèles seront à trouver. Pourtant, elle sera souvent en bissac, possédant une partie étalée sous-trapézienne et une proéminente et globuleuse latéralement à ce muscle; enfin, on trouvera des kystes uni et polyloculaires.

Sa grosseur variera aussi dans de très larges mesures : on en a rencontré de la grosseur d'une noix jusqu'à celle d'une tête de fœtus et plus encore. Elle sera, en effet, sous la dépendance du stade de son évolution et de la résistance des plans anatomiques adjacents.

Son siège sera aussi très variable; nous avons parlé de ses lieux d'élection, mais on pourra trouver des kystes très profonds et d'autres sous-cutanés ; on en a vu sous le trapèze et d'autres reposant sur les vertèbres et sur l'occipital.

Le kyste, de forme quelconque et déterminée par les plans environnants, est entouré d'une coque adventice de tissu conjonctif dû à l'irritation du muscle à son contact ; aussi adhère-t-elle très fortement à ce dernier et présente-t-elle souvent une épaisseur de plusieurs millimètres. Cette coque est due à la prolifération du tissu interfasciculaire et non à une transformation du muscle. En effet, les fibres musculaires sont simplement dissociées, écartées par l'extension du kyste. Ce tissu fibreux peut, en certains cas, être fortement scléreux et constituer une poche très résistante, parfois même des plaques calcifiées peuvent y prendre naissance. Il se crée dans ses

parois des vaisseaux néoformés, nécessaires d'ailleurs à
la nutrition des hydatides incluses dans les kystes, car
c'est de leurs parois que doit transsuder le liquide albu-
mineux dans lequel elles vivent.

La vésicule proprement dite est incluse dans cette
poche fibreuse, à laquelle d'ailleurs elle est peu adhérente.
Cette vésicule constitue le kyste simple, ou proligère ou
dégénéré. La première variété ou acéphalocystique est
composée d'une vésicule blanc bleuâtre, translucide et
anhiste, à structure lamelleuse, les lamelles étant en
nombre fort variable. Il en était ainsi dans l'observation
de M. le professeur Estor. Le liquide inclus possédant
les propriétés indiquées par les traités de chimie pathologique, sera véritablement eau de roche si les vésicules
sont vivantes, et sera légèrement citrin et opalescent si
elles sont mortes.

Le kyste proligère présentera, en plus de la membrane
anhiste, une membrane germinale.

On pourra enfin avoir affaire à un kyste dégénéré qui
a subi une attaque phagocytaire l'ayant profondément
modifié, au point souvent d'en rendre le diagnostic presque impossible. Le liquide, en partie résorbé, s'est épaissi
et est devenu trouble, le contenu s'est transformé en un
magma butyreux composé d'une bouillie plus ou moins
épaisse de carbonates, de phosphates et de matières
grasses. Il y aura donc lieu de songer à cette éventualité
d'un kyste dégénéré, pour ne pas le prendre pour un
kyste sébacé ordinaire. Il est vrai que l'erreur serait sans
conséquences.

Mais il ne faudrait pas considérer les kystes hydatiques de la nuque comme forcément d'origine musculaire.
Quoiqu'on n'en connaisse pas de cas provenant des apophyses vertébrales, ils peuvent venir de kystes osseux

cràniens. Mais même de pareille provenance, le nombre
en est restreint et on ne connaît guère que trois ou quatre cas de kystes mastoïdiens. Un de ceux-ci appartient
à M. le professeur Forgue et a été publié dans le *Montpellier médical* de 1903.

Enfin, il pourra se trouver toute une série de lésions
accessoires. Le kyste sera susceptible d'éroder les os
environnants et d'arriver même à vider son contenu dans
le canal rachidien, ou d'y pénétrer lui-même et d'occa-
sionner des symptômes de compression et des lésions de
dégénérescence de la moelle épinière (1).

Les muscles voisins, par contact ou par non fonction-
nement, peuvent subir des altérations de myosite sclé-
reuse chronique. Les vaisseaux voisins peuvent être throm-
bosés, oblitérés et perforés. Une série d'adhérences pa-
thologiques pourront se produire et cela surtout avec le
paquet vasculaire du cou et les plèvres, car les kystes de
la nuque un peu volumineux vont facilement former une
poche dans le creux sus-claviculaire, sur le bord antéro-
inférieur du trapèze.

Enfin, il pourra se produire à son voisinage des modi-
fications topographiques consistant en écartements musculaires anormaux, refoulement de viscères divers et
déviation de pièces osseuses.

(1) Charcot avait prévu le cas. Se reporter à ses *Leçons sur le
syst. nerveux*, t. II, p. 97.

CHAPITRE II

ETIOLOGIE ET PATHOGÉNIE

L'étiologie des kystes hydatiques de la nuque est celle commune à tout kyste à échinocoque ayant dépassé la circulation porte et pulmonaire.

Pour une raison quelconque un échinocoque a pu tomber d'une des branches intra-hépatique des veines portes (où il avait pénétré par perforation d'une des ramifications intestinales) dans une des branches des veines intra lobulaires.

Charrié par la veine cave inférieure dans le cœur droit, lancé dans le poumon par le courant veineux, il a pu revenir au cœur gauche : celui-ci l'a fait passer dans la circulation générale.

On conçoit, par la difficulté d'un pareil voyage, de quelle rareté sont les kystes cervicaux et combien plus encore ceux de la nuque. Quoi qu'il en soit, il a été remarqué que la région des vaisseaux du cou, siège favori des kystes hydatiques cervicaux, doit offrir des dispositions anatomiques favorables à l'arrêt de l'échinocoque.

Parmi les kystes trapéziens, Marguet en cite 7 cas et Coupry en compte aussi 4 cas franchement et primitivement à la nuque. Mais si l'on voulait citer tous ceux qui, d'abord en avant, sont passés en arrière du sterno mastoïdien, la liste en deviendrait assez importante.

La contagion échinococcique se fait par l'intermédiaire du chien, directement par léchage par exemple ou indirectement par des ustensiles ou des liquides souillés par ces animaux.

L'âge du sujet est indifférent ; mais il paraît, à la lecture des observations de Marguet, que c'est vers 20 à 25 ans que l'on trouve le plus de porteurs de ces kystes. Les femmes moins en rapport avec les animaux et les chiens, en sont un peu moins souvent atteintes.

Le traumatisme enfin ne serait pas étranger à la localisation de l'échinocoque sur le point infecté.

Pour les kystes hydatiques du foie, il semble que dans certains cas, le traumatisme joue le rôle de cause localisatrice.

CHAPITRE III

ETUDE CLINIQUE. — SYMPTOMES ET DIAGNOSTIC. —
EVOLUTION.

Le tableau ci-contre nous résume l'étude clinique des
kystes de la nuque. Un malade d'un âge quelconque présente une tumeur dont la date d'apparition remonte en
général à une ou plusieurs années. Cette tumeur d'évolution lentement progressive a pu, en certains cas, subir
une phase d'accroissement subit, et son volume, fort
variable, n'a rien de spécifique. Le siège de la tumeur
sera très souvent sous le trapèze et empiètera sur le creux
sous-claviculaire. Non douloureuse par elle-même et ne
s'accompagnant d'aucune réaction inflammatoire, elle
pourra, en certains cas, cesser d'être indolente par suite
d'adhérences capables de tirailler certains filets nerveux
voisins, et entraîner des suppurations de voisinage par
gêne à l'irrigation des tissus environnants.

Tout cet ensemble de symptômes bénins endort les
craintes du malade qui reste porteur de la tumeur pendant fort longtemps, sans compter que la gêne fonctionnelle est, dans bien des cas, assez peu prononcée.

Toutefois ces kystes sont susceptibles de subir ou de
faire subir aux parties environnantes une série de complications. D'abord, ils peuvent se rompre et entraîner par là
des symptômes d'intoxication comme l'urticaire ; en effet,

situés dans une région ou de forts muscles superficiels se tendent au-dessus d'un plan résistant osseux profond, il n'est pas impossible que, pincé entre eux, le kyste puisse se rompre. Ce qui est d'ailleurs d'autant mieux possible que la nuque est une région de travail et d'efforts puissants.

Il pourra s'ensuivre que cette complication aura un résultat heureux ou malheureux : si les hydatides sont mortes, ce sera un moyen de cure spontanée ; si elles sont vivantes, il pourra y avoir réinoculation secondaire.

Ces mêmes raisons mécaniques de la région auront l'influence de faire fuser le kyste vers la partie antéro-latérale du cou ou inférieure et antérieure, passant ainsi d'une localisation plutôt heureuse à une localisation dangereuse, à cause du voisinage des vaisseaux, des voies alimentaire et aérienne, soit encore des plèvres.

Tout kyste hydatique peut s'enflammer et suppurer, ceux de la nuque plus qu'aucun autre. Outre l'emploi fréquent de cette région comme moyen de support de fardeaux, dont la pression peut amener l'inflammation locale, il y a des inflammations presque spécifiques qui s'y produisent fréquemment. L'inflammation furonculeuse, celle d'un anthrax ou d'un kyste sébacé seront l'occasion de celle d'un kyste hydatique voisin.

En dehors de ces causes, il s'agira d'éviter la transformation purulente après ponction, risquant d'amener des déformations (torticolis par lésions musculaires et rétractions consécutives) gênantes.

Le contact de la tumeur avec les organes voisins peut entraîner des déplacements de ces organes, surtout si le kyste se porte vers la région vasculaire latérale. Par suite, il se produira des compressions, entraînant des oblitérations ou des ruptures vasculaires L'histoire clinique des kystes cervicaux abonde de ces faits que nous ne reproduirons pas, limitant notre étude à la nuque.

La gène fonctionnelle pourra entraver le jeu des muscles sous-occipitaux suivant le siège et la grosseur de la tumeur.

Enfin il pourra y avoir des destructions osseuses. L'observation de James Dixon (non reproduite ici, car elle se rapporte plutôt aux kystes cervicaux antérieurs) publiée dans *Medic. chirurgic. transactions London*, 1851 t. XXXIV, p. 315-326 et reproduite dans la thèse d'agrégation de Gangolphe, démontre que les apophyses vertébrales ne sont pas à l'abri du processus de résorption qui s'opère au contact des kystes hydatiques. Les trois dernières vertèbres cervicales et les deux premières dorsales avaient leur corps rongé plus qu'à moitié, ce qui avait entraîné une scoliose cervicale à concavité gauche; la tête et le col des deux premières côtes n'existaient plus et les apophyses transverses des vertèbres avaient presque complètement disparu.

Mais comme néanmoins les kystes hydatiques de la région de la nuque sont une rareté, il est bien probable que l'on y songera peu en présence d'une tumeur siégeant là. Il sera pourtant bon de rechercher les signes spécifiques des kystes hydatiques quand les premières recherches diagnostiques auront fait penser à une collection liquide enkystée.

La *fluctuation*, plus ou moins nette suivant la profondeur où se trouve la poche, demandera à être cherchée pendant et en dehors de tout mouvement qui pourrait la tendre par contraction des muscles voisins. Ce sera un moyen de savoir si la tumeur est para ou intra-musculaire.

Le frémissement, qui nécessite pour se produire une

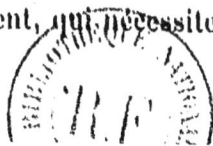

2

poche superficielle, un contenu fluide et des vésicules-filles flottantes dans le liquide, ne doit pas être considéré comme un signe des kystes musculaires. Il est tout à fait exceptionnel. Nous ne l'avons trouvé signalé qu'une seule fois dans un kyste sous-trapézien.

Mais tous ces signes diagnostiques seront de peu de valeur auprès de la *ponction* qui ramènera le liquide « eau de roche » caractéristique. Aseptique, elle sera inoffensive. Toutefois, dans les cas de tumeur profondément située, il serait bon, avant de la faire, de songer à la possibilité d'un spina bifida qui d'abord exposerait à blesser la substance nerveuse, et d'autre part permettrait l'issue du liquide céphalo-rachidien, bien fait pour ressembler au liquide du kyste hydatique.

Il sera bon, en cas de doute, de n'entreprendre aucune injection soit antiseptique, soit détersive, avant que l'analyse bio-chimique n'ait identifié le liquide ramené par ponction.

Il pourra être utile encore, avant ponction de la région, d'insister plus que partout ailleurs sur l'asepsie du point à piquer. On voudra bien se souvenir que le tissu cellulaire de la nuque est facilement ensemencé par les microbes pyogènes facteurs d'anthrax et de furoncles.

A part ces restrictions préventives, la ponction devra faire le fond du diagnostic. Et c'est grâce à elle que M. Estor put établir la nature de la tumeur que portait sa malade : sans ponction, le diagnostic était impossible. La poche kystique, recouverte par une épaisseur de trois centimètres de muscle, n'avait à la palpation aucun caractère de tumeur liquide.

Quelles sont donc les affections qu'il y aura lieu d'éliminer pour établir la réalité d'un kyste de cette nature ?

Il y aura les *tumeurs néoplasiques de la région,*
tératogéniques,
kystiques,
inflammatoires,
anévrysmales.

Parmi les premières, seuls les néoplasmes mous prêteront à confusion. Le *lymphadénome*, par sa marche lente et indolore, son début polyganglionnaire, par les sensations objectives qu'il fournit, surtout dans sa forme molle, sera le plus difficile à éliminer ; dans bien des cas, la sensation de fluctuation sera assez nette pour faire affirmer que la collection est liquide. Une étude soigneuse des commémoratifs et un examen des régions riches en ganglions permettra de l'écarter.

Les *lipomes mous* sont aussi habituels à la nuque ; on y rencontrera la forme diffuse comme tumeur profonde sous-trapézienne et la forme circonscrite sous-cutanée.

Parmi les affections *tératogéniques*, il sera bon d'envisager dans le diagnostic l'*encéphalocèle* et le *spina bifida* dont il a été parlé. Pour ce dernier, la recherche des tubercules osseux du pourtour de la tumeur et son origine congénitale, suffiront à la faire reconnaître. Rappelons que ces deux malformations sont médianes, et qu'elles sont appliquées sur la région épineuse.

Plus difficiles à dépister seront les *tumeurs kystiques* si abondantes à la nuque sous toutes leurs formes.

Parmi les kystes à contenu franchement liquide, les *kystes séreux* simples sont les plus rares : ils siègent de préférence à la partie antérieure du cou. A la nuque, où ils ont été observés, et Lannelongue et Achard en ont réuni de beaux exemples, ils sont congénitaux et apparaissent peu après la naissance. Anatomiquement, ces kystes séreux sont des *lymphangiomes kystiques*, multicloisonnés. La ponction évacue un liquide blanc-jaunâtre, très visqueux, analogue à des glaires de métrite catarrhale, suivant la comparaison classique. Au cas où la fluidité du liquide ferait penser à un kyste hydatique, l'examen microscopique, en démontrant l'absence de crochets, et l'examen clinique trancheraient le diagnostic. Il sera possible d'hésiter encore pour certains *kystes professionnels*, tels que les hygromas développés dans les bourses séreuses de la nuque des meuniers, de la région scapulaire des portefaix.

Le *kyste dermoïde* pourra faire hésiter, mais c'est surtout au *kyste sébacé* si fréquent en cette région, qu'il sera utile de songer. Le kyste sébacé adhère à la peau. Par pression, il en sort quelquefois des vermicelles de sébum. Ces tumeurs si banales sont diagnostiquées souvent un peu rapidement et nous nous souvenons d'un malade examiné dans le service du professeur Forgue. Ses fonctions lui permettant de faire promener sa tumeur, il avait pu faire palper sa nuque en maints endroits et par maints maîtres. Le diagnostic unanime avait été jusque-là celui de kyste sébacé de la nuque. Après examen attentif, le professeur Forgue considéra la tumeur comme un kyste à contenu liquide et probablement séreux.

L'opération vérifia le diagnostic ; mais la nature du liquide, pourtant franchement séreux, ne fut pas déterminée par l'examen anatomo-pathologique, pas plus d'ailleurs que celle des parois du kyste !

Des néoplasies inflammatoires seules celles à évolution lente et indolente peuvent simuler un kyste hydatique. Il est donc inutile de faire la part des furoncles et anthrax ; mais les *abcès par congestion* d'un mal vertébral cervico-occipital devront être envisagés dans la discussion diagnostique. Les déviations fonctionnelles créées par la présence du kyste pourront simuler les déviations anatomo-pathologiques de cette affection, et les phénomènes de compression d'un kyste communiquant avec le canal cervical pourront ressembler à celles occasionnées par un mal de Pott. Pourtant l'examen du pharynx, la recherche d'un point douloureux et l'auscultation permettront de le dépister. Mais la pénétration secondaire du kyste dans le canal vertébral est bien rare. Et tant qu'il n'y aura pas d'infection surajoutée, le malade ne présentera pas cette raideur si particulière de la nuque qui, à elle seule, fait penser au mal sous-occipital.

Quant aux tumeurs anévrysmales, bien rares en cette région, elles offrent un ensemble symptomatologique assez facilement reconnaissable.

En somme, la discussion, pour peu qu'elle donne des conclusions hésitantes, sera toujours tranchée par le trocart.

AGE SEXE	DATE d'apparition	ÉVOLUTION	VOLUME	SIÈGE
F. — 32	1 an	Lente et pro-gressive.	Demi orange, acépha-locyste.	Sous le splénius, entre le grand et le petit complexus.
F. — x	très an-cienne.	"	Orange, hydatide uni-que.	"
F. — 40	3 ans	"	De la mastoïde à la base du cou, 5 pouces de large, beaucoup d'hydatides.	"
F. — 25	7 ans	Stationnaire de-puis 7 ans.	De la nuque aux omo-plates et jugulaires, 60 hydatides.	Sous-cutané.
H. — 18	5 ans	Progressif insi-dieux.	Deux poings, un seul acéphalocyste.	Profond, sous trapèze complexus splénius entre l'occipital et apoph. épineuses.
H. — 32	6 ans	"	De l'oreille à l'épaule droite, 36 hydatides.	Sous trapèze.
E. — 13	6 mois	Rapide.	2 1/2 pouces long. 2 — large. 1 1/2 — épaisseur	Avant et sous trapèze et dans fosse sus-claviculaire.
E. — 12	1 ans	"	Mandarine, 2 hydati-des-filles.	Sous sterno-cléido et trapèze.
F. — 15	6 ans	Insensible pen-dant 5 ans, ra-pide le sixième.	De la clavicule à l'o reille, de l'os hyoïde aux apophyses épi-neuses.	Sous sterno-cléido-mastoïdien et trapèze.
"	"	"	Plusieurs hydatides.	Bord postérieur et face externe du sterno-mastoïdien.
H. adulte	"	"	Mandarine, unilocu-laire acéphalocyste.	Région moyenne de la nuque.
F	"	"	Plusieurs hydatides.	Sous trapèze.
"	"	"	"	Sous trapèze.
"	"	"	"	Sous trapèze.

DOULEUR ET GÊNE	COMPLICATIONS	TRAITEMENT	TERMIN.
Ni douloureux ni gênant.	»	Incision, évacuation, pansement compressif sans drainage.	Guériso
»	»	Incision.	Guériso
Douloureux.	Purulence post-opératoire.	Entamé au caustique, incisé au bistouri, cautérisé au nitrate, injections à l'Ac. azotique.	Guériso
Douloureux.	Phlegmon de voisinage avant intervention.	Incision, excision.	Guériso
Indolore.	Suppuration après intervention non évacuatrice.	Incision cruciale.	Guériso
Peu doulour.	»	Incision et isolement du kyste, bourré de charpie.	Guériso
»	Gangrène post-opératoire.	Ponction, incision, excision, bourré de charpie.	Guériso
Indolent et non gênant.	Adhérences profondes et à la jugulaire.	Marsupialisation, pansement iodoformé.	Guériso
»	Suppuration, érysipèle, hémorragie post-opératoire, compression des vaisseaux et adhérences pleurales.	Ponction, incision, drainage.	Mort.
»	»	Excision.	»
»	»	»	»
Indolent.	»	Évacuation.	»
»	»	»	»
»	»	»	»

CHAPITRE IV

PRONOSTIC

La considération de la symptomatologie, de l'évolution et des complications des kystes hydatiques de la région cervicale postérieure ne permet pas de ranger cette affection parmi les dangereuses. Il sera pourtant utile, avant d'en affirmer la bénignité, de bien examiner la provenance de la partie apparente du kyste.

Si le kyste né à la nuque est resté à la nuque et n'a pas dépassé la cloison de l'aponévrose cervicale profonde, il a de grandes chances de ne s'accompagner d'aucun pronostic fâcheux. S'il a fusé vers le paquet vasculaire ou le creux sus-claviculaire il pourra y avoir de graves restrictions sur la simplicité du cas.

La lecture des observations des cas de kystes antérieurs montre, en effet, quelle série de surprises ils ont ménagées.

Enfin si le kyste n'est parvenu à la nuque que secondairement après avoir eu son siège primitif soit dans la région vasculaire latérale ou dans les corps vertébraux antérieurs, outre que l'extirpation cesse d'être commode, il y aura assez de chances d'adhérences graves pour assombrir le pronostic.

A l'heure actuelle, le traitement opératoire des kystes hydatiques en général est basé sur des constatations clini-

ques et des faits expérimentaux. Ce n'est pas tout d'enlever le kyste par une incision qui l'ouvre largement et
permet d'évacuer complètement la poche de toutes les
générations d'hydatides qu'elle contient ; il faut encore: 1°
obtenir la guérison par première intention et éviter ces
suppurations intarissables qui, dans une région comme
la nuque, au voisinage du canal vertébral, peuvent entraîner un jour une méningite rachidienne ou une ostéomyélite
des vertèbres; 2° éviter la repullulation hydatique soit dans
la plaie, soit même, comme on l'a observé, dans la ligne
du suture cutanée. La fermeture du kyste sans drainage
ou, quand il est possible, après avoir fait le capitonnage
de P. Delbet, répond à la première indication. L'injection
de substances toxiques dans la poche avant son ouverture
réalise la seconde. Nous allons voir comment on doit procéder dans le chapitre suivant.

Cas franchement à la nuque

(Recueillie par M. Jeanbrau dans le service de M. le professeur Estor)

Kyste hydatique de la nuque. — Injection de sublimé avant l'incision. Incision, fermeture sans drainage. Guérison.

Femme de 32 ans, sans antécédents morbides personnels ni héréditaires, entre à la clinique Fournier en octobre 1903.

Maladie actuelle. — Il y a un an, elle s'est aperçue en se regardant dans la glace, de la présence d'une saillie dans la partie gauche du cou. Cette saillie a grossi peu à peu, sans causer aucune douleur, ni aucune gêne. Depuis trois semaines, son volume paraît stationnaire.

État actuel vers le 15 octobre. — Femme en excellent état général. Elle porte dans la région gauche de la nuque une saillie hémisphérique, qui a le volume d'une demi-orange, recouverte par la peau normale. Cette tumeur occupe à peu près exactement la région moyenne de la nuque ; elle est séparée de la ligne épineuse par un espace d'environ trois centimètres.

De consistance résistante, elle n'est fluctuante en aucun point ; il semble d'ailleurs qu'elle soit enveloppée d'une épaisse paroi musculaire : les limites de la tumeur sont en effet indécises et on ne peut la faire surgir avec les doigts. L'indolence est complète. La tumeur est irréductible et la pression à sa surface ne détermine aucun trouble fonctionnel.

La peau est mobile à sa surface, mais la tumeur est

profondément incluse dans les masses musculaires et complètement fixée.

Le diagnostic ne peut évidemment être précisé que par une ponction aspiratrice. M. le professeur Estor aspire avec une seringue de Pravaz un liquide eau de roche. Il s'agit donc d'un kyste hydatique. On propose l'intervention à la malade qui l'accepte.

Opération vers le 17 octobre 1903, par MM. Estor et Jeanbrau. — Ether. Injection dans le kyste, avec une grosse aiguille et une seringue de Roux, de vingt cent. cubes de sublimé au millième pour stériliser le contenu du kyste, suivant le conseil de Devé.

Incision transversale, correspondant au grand axe de la tumeur. Le trapèze et le splénius sont successivement incisés sur une longueur de 4 centimètres.

La poche, rougeâtre et régulière, apparaît sous le splénius : on l'ouvre au bistouri et on en sort une vésicule hydatique ayant à peu près le volume d'un œuf de dinde. Cette vésicule ne contient pas de vésicules-filles : elle était remplie d'un liquide clair dans lequel on n'a malheureusement pas vérifié la présence de crochets.

On explore ensuite la cavité qui résulte de l'extirpation du kyste : le doigt sent nettement dans le fond les apophyses transverses des vertèbres cervicales. Le kyste s'était donc développé entre le splénius, le petit complexus et le grand complexus.

On tente le capitonnage de la poche, qui est rendu difficile à cause de la profondeur de la cavité. On se contente de suturer le trapèze à l'aide d'un surjet au cgut Suture de la peau au crin de Florence, sans drainage. Pansement compressif.

Suites opératoires. — Apyrétiques.

Pansement le 10ᵉ jour. La gaze est sèche et adhérente.

La ligne de suture paraît réunie par première intention.
M. Jeanbrau enlève les fils, mais l'extrémité antérieure de
la suture s'ouvre et il s'écoule une cuillerée à café d'un liquide
séro-sanguinolent et sans odeur. La suture étant sèche,
la malade n'ayant pas eu de fièvre, la région étant indolore, il semble que l'écoulement de ce liquide soit dû au
suintement du sang dans une cavité que la compression
n'a pu supprimer.

Le pansement est renouvelé les jours suivants. Le suintement diminue, mais il semble qu'il soit devenu puru-
lent. Une infection secondaire que le voisinage des che-
veux permet d'expliquer facilement a dû se produire au
niveau de l'orifice fistuleux. Mais la suppuration fut tout à
fait superficielle et la guérison ne tarda pas à survenir
complète, très rapidement.

OBSERVATION II

Davaine (*Traité des Entozoaires et des maladies vermineuses.* 1866.)

Une femme que j'ai vue le 9 avril 1875 dans le service
de mon ami le docteur Laboulbène, portait à la région
postérieure du cou une tumeur très ancienne de la grosseur d'une orange.

Elle nous parut être un kyste hydatique ; ayant été
incisée, il en sortit en effet une hydatide unique qui,
étant vide, mesurait 7 centimètres de diamètre. De nombreux crochets d'échinocoques et des débris de membrane
germinale se trouvaient à l'intérieur. La plaie fut pansée
simplement sans introduction de mèche ni de charpie et
la malade guérit sans accident.

OBSERVATION III

Région sterno-mastoïdienne. — Rossi, chirurgien de l'hôpital de Rivaralo.
(Repertorio medico-chirurg. di Torino, p. 529, 1825)

Une femme, âgée de quarante ans, portait depuis trois ans, à la partie extérieure du cou, une tumeur s'étendant de l'apophyse mastoïde gauche à la partie inférieure de la région cervicale ; elle avait cinq pouces de largeur. Cette tumeur étant devenue douloureuse, on fit une application de potasse caustique et l'escarre fut incisée par le bistouri ; il en sortit un grand nombre d'hydatides. Du nitrate d'argent fut appliqué à la face interne du kyste ; des injections d'acide nitrique étendu d'eau furent pratiquées ; la cavité se remplit de pus auquel une nouvelle incision procura une issue plus facile ; la guérison fut prompte.

OBSERVATION IV

Of a Tumour an the Neck, full of Tydatides cured by M. Anthony Hewden, sergeon; communicated by Dr Edw. Tyson, F. R. S. no 308, p. 2341. — The Phylosophical Transactions of the Royal Society of London. Vol. IV, ann. 1700.

Une femme de Londres, âgée de 25 ans, portait une tumeur considérable dont la base, située à la base de la partie inférieure de l'occiput, s'étendait sur la nuque jusqu'aux deux jugulaires et jusqu'aux omoplates ; elle était surmontée d'un phlegmon.

Je fis, sur cette énorme tumeur, l'application d'un caustique afin de séparer la peau de la poche kystique, les téguments étaient si minces au niveau de la portion phlegmoneuse que je dus en même temps faire l'ouverture du kyste ; j'en retirai 60 hydatides de la grosseur d'une petite noix. Plusieurs étaient rompues ; elles nageaient dans un liquide ayant la consistance du blanc d'œuf.

Il y avait dans ce kyste une grande quantité de matière athéromateuse ; à sa base se trouvait un énorme sarcome dont j'enlevai la plus grande partie. Craignant de toucher aux muscles du cou, j'attendis, pour achever, au pansement suivant ; me proposant d'enlever alors la portion restante du sarcome et la base du kyste à l'aide de caustiques. J'appliquai ces derniers sans succès ; ils n'amenèrent point d'escarre, la base de la tumeur étant de nature cartilagineuse.

Cherchant avec la sonde à découvrir un interstice, je pénétrai à une certaine profondeur et touchant sans doute une partie membraneuse ou nerveuse, je fis souffrir le sujet qui poussa un cri de douleur.

Je plaçai dans cet interstice un fragment de vitriol romain d'une grosseur convenable ; il sortit le lendemain, dissous avec une portion de la base kystique. Des applications répétées de la même substance firent disparaître cette base d'une façon définitive ; la guérison s'ensuivit.

Il y a, dans cette observation, à faire deux remarques importantes. La tumeur n'avait pas augmenté de volume depuis sept ans. L'application de précipité rouge, employé une fois comme caustique, produisit une abondante salivation qui dura cinq semaines.

Observation V

(Erichsen. --- *Lancet*, 1886, I, p. 257.)
Large, Acephalocyste at the back of the neck ; successful removal.

Nous avons remarqué, dans une visite récente à l'hôpital du Collège universitaire, un jeune homme de dix-huit ans, ayant à la nuque une incision cruciale ; celle-ci, du reste, presque complètement cicatrisée. Son aspect, sa situation offraient des caractères identiques à ceux d'un volumineux anthrax traité avec succès par incision.

On nous donna, d'ailleurs, les renseignements suivants relatifs au malade.

Ce dernier, cultivateur, remarqua, il y a cinq ans, que sa nuque était le siège d'un gonflement progressif et insidieux. Il s'adresse alors à un chirurgien de campagne ; celui-ci incise la tumeur ; mais, lui trouvant des raci· e : trop profondément situées, cessa toute nouvelle tentative. La plaie opératoire s'enflamme, suppure; de guerre lasse, le jeune homme vint à la clinique.

Le 24 janvier, M. Erichsen pratique l'incision cruciale de la tumeur et retire, dans son entier un énorme kyste hydatique profondément situé sous les muscles trapèze, complexus, splénius, s'étendant entre l'os occipital et les apophyses épineuses des vertèbres cervicales.

Un examen attentif montra que la tumeur était simplement formée d'un seul acéphalocyste ne contenant aucun échinocoque.

Ce kyste n'avait jamais fait souffrir le patient ; sa grosseur qui atteignait le volume de deux poings amenait seulement un peu de gêne et d'embarras.

Le siège insolite de la tumeur rendait le cas digne d'être publié.

OBSERVATION VI

(Citée par Marguet, thèse de Paris, 1888)

Région sterno-mastoïdienne. Bidloo. Exercit. Anat.

Bidloo rapporte qu'en 1699 il fut consulté par un homme âgé de 32 ans qui portait une tumeur très volumineuse, uniforme, dure, peu douloureuse, très pesante et tendue depuis la région de l'oreille jusqu'à la partie supérieure de l'épaule droite. Cette tumeur datait d'environ 6 ans. On y fit une incision qui comprenait le muscle trapèze ; pendant qu'on cherchait à isoler le kyste, celui ci s'ouvrit ; il en jaillit une grande quantité de liquide et l'on en retira au moins 36 hydatides ; il s'écoula aussi beaucoup de sang.

La cavité fut remplie de charpie et 8 semaines après la guérison était parfaite.

OBSERVATION VII

Kyste hydatique sous le trapèze. — J. English. Wien. Med. Presse, 1867,
t. VIII, p. 799
[Citée par Marguet, loc. cit.)

B. Rudolf, âgé de 13 ans, parfaitement nourri, était affecté, le 11 mai 1867, d'une tumeur sur le côté du cou et sur la naissance de laquelle il ne savait que dire. Il assurait qu'elle n'avait guère que 6 mois d'existence, et elle paraissait s'être rapidement développée. A l'examen attentif, elle avait 2 pouces 1/2 de long, 2 de large et environ 1 1/2 d'épaisseur ; elle était située pour la plus grande portion sous la partie antérieure du trapèze gauche, tandis qu'une partie plus petite, par suite de la tension imprimée par le bord antérieur du muscle, était nettement séparée par un sillon de la partie couverte, et s'étendait jusque dans la fosse sus-claviculaire. La surface de la tumeur, excepté le sillon produit par le bord antérieur du trapèze, était parfaitement unie. La consistance de la partie couverte était celle d'un lipome, tandis que la partie libre était beaucoup plus élastique et légèrement fluctuante. On ne pouvait la déplacer et elle ne causait plus de douleur spontanée. La peau qui la recouvrait était dans l'état normal, et ne présenta d'inflammation à aucune période du développement de la tumeur. Il fallait donc porter le diagnostic sur une néoplasie, soit lipome, soit kyste. Dans l'extraction qui fut alors entreprise, il fallut, après avoir pratiqué une incision de la peau parallèlement au bord antérieur du trapèze, pour épargner ce muscle, faire cependant les incisions suivantes à travers les faisceaux musculaires, car la partie couverte de la néoplasie était trop grosse pour pouvoir être écartée du bord antérieur du muscle. Quand le muscle fut séparé, immédiatement au-dessous se montra une enveloppe fibreuse, d'un blanc bleuâtre ; l'élasticité augmentait toujours et, par une incision assez profonde, sortit très rapidement un liquide aussi clair que de l'eau, parsemé de flocons blanchâtres, isolés, de sorte qu'il ne fut pas possible de le recueillir assez vite.

La poche ainsi ouverte était revêtue d'une membrane blanche, épaisse d'un tiers de pouce et molle, qui put bientôt être détachée de la poche fibreuse qui s'étendait encore plus à l'extérieur, et ne put être enlevée en un seul morceau. Comme l'extraction de la poche fibreuse aurait été difficile à cause de sa grande délicatesse, et n'avait du reste

3

pas d'importance particulière, cette poche fut remplie de charpie pour en obtenir la fermeture par suppuration. L'examen complété ne laissa aucun doute qu'on eût eu affaire à l'échinocoque dont la présence aurait été peut-être possible au moyen d'une exploration pratiquée avec le trocart. Dans la suite, les symptômes de la gangrène se présentèrent bientôt; le patient eut une forte fièvre, la langue sèche et rouge. Il ne put dormir pendant plusieurs jours; la température de la peau s'éleva à 40°4 centigrades; le patient s'amaigrit beaucoup. Après la disparition de la gangrène, la guérison reprit son cours normal ; la plaie guérit rapidement : le patient se rétablit et fut laissé guéri.

Kystes latéraux du cou ayant fusé dans la nuque

Observation VIII

1re de la thèse de Coupry, Lyon, 1891. — Service de M. le professeur Ollier
(Résumée)

Enfant de 12 ans, entré le 12 janvier 1891. Quatre ans auparavant on avait remarqué une disproportion entre les deux faces latérales de son cou. Puis il se forma une tumeur indolore et non gênante.

Actuellement grosse comme une mandarine, la tumeur était située dans la partie latérale droite de la région hyoïdienne. Elle est sous-musculaire et recouverte par le paucier, le sterno-cléido-mastoïdien et le bord antérieur du trapèze. Pas adhérente aux muscles (peut-être un peu au trapèze), la peau y est mobile et présente quelques dilatations veineuses.

La palpation donne sensation de fluctuation, tumeur

peu mobile à adhérences profondes, a été diagnostiquée kyste séreux avec réserves pour kyste à échinocoques.

Ponction (15 janvier) donne [liquide clair. Diagnostic de kyste hydatique posé.

Opération, incision. — Poche avec adhérences à la jugulaire interne. Excision. Elle remonte en dedans jusqu'au corps des vertèbres cervicales soupçonnées d'en être le point de départ, et en bas jusque au-dessus de la clavicule.

Marsupialisation. Pansement iodoformé. Guérison.

OBSERVATION IX

Observation d'un kyste acéphalocystifère du cou. *Presse médicale*
Paris, 1837, p. 281-283.

G..., Rosalie, quinze ans, entrée à l'hôpital le 10 février, lit n° 22, de la salle des femmes, service de M. J. Cloquet.

Cette jeune fille est lymphatique, non réglée, elle n'a jamais eu de maladie antérieure. Elle habitait à la campagne une maison saine et bien aérée. Elle était occupée à garder les troupeaux. Il y a six ans, elle s'aperçut d'une petite tumeur au côté gauche du cou, au niveau des ganglions cervicaux latéraux. La malade s'est à peine aperçue et ne s'est point inquiétée de son développement qui s'est fait d'une manière insensible. Mais depuis un an surtout son volume a augmenté rapidement et alors on a essayé de la résoudre. Des vésicatoires et l'application d'une plaque de plomb ont été employés sans succès. On l'a aussi graissée, dit-elle, sans qu'elle puisse préciser avec quoi.

Voici la description de la tumeur lors de son entrée à l'hôpital : Cette tumeur occupe tout le côté gauche du cou,

depuis la clavicule, en bas, jusqu'au-dessous du lobe de
l'oreille qu'elle soulève, et depuis l'os hyoïde en avant
jusqu'aux apophyses des vertèbres cervicales en arrière.
La peau est parfaitement saine et mobile. La tumeur est
oblongue, légèrement étranglée à sa partie moyenne par
le sterno-cléido-mastoïdien, qui est aplati au-dessus en
forme de membrane ; le trapèze le recouvre aussi en arrière ; son grand diamètre s'étend obliquement de haut
en bas et d'arrière en avant, depuis l'apophyse mastoïde
jusqu'à la clavicule, au-dessous de laquelle elle se pro-
longe, en sorte qu'on peut présumer qu'elle est très voi-
sine des plèvres. Elle a repoussé en avant la clavicule, de
manière à déterminer un commencement de luxation de
cet os et à le rendre un peu plus courbe en avant que
celui du côté opposé. La trachée est refoulée d'un pouce
et demi à droite de la ligne médiane et portée un peu en
haut. Les gros vaisseaux du côté gauche du cou sont
entraînés par la tumeur au niveau de la ligne médiane.

Une fluctuation évidente est perçue à l'exploration,
mais on ne saisit aucun bruit de collision. Il n'y a non
plus ni chaleur ni battement. Seulement quand la malade
tousse, la tumeur est soulevée et déplacée ; ceci s'explique
d'ailleurs facilement parce que dans ce cas l'air poussé
avec force tend à replacer son conduit en écartant la partie correspondante de la tumeur.

Du reste, on ne remarque rien de particulier ; à cela
près, il est important de le noter, que la jeune fille tousse
fréquemment et que le murmure vésiculaire du côté gauche n'est point perçu à la partie inférieure du poumon.
Ce cas était difficile à diagnostiquer, et on pouvait croire
à un abcès froid. M. Cloquet diagnostique une hydrocèle
du cou et déclare que la tumeur devait être uniloculaire.

Le 1er mars, une ponction est faite avec le trois-quart

à la partie postérieure, entre le sterno-cléido mastoïdien et le trapèze.

Il en sort une grande quantité d'un liquide très limpide et M. Cloquet en retire une portion de membrane ayant tout à fait l'aspect d'une hydatide. La tumeur a diminué de 2/3 environ et ce qui reste est comme fluctuant, comme rempli d'albumine à demi coagulée. La malade est transportée au lit n° 2.

La malade, du 10 mars au 27 suppure, contracte un érysipèle, on lui fait un séton, et meurt d'hémorragie le 27 mars.

Autopsie 16 heures après la mort. -- Le sterno cléido-mastoïdien est très élargi et le séton passait inférieurement entre un écartement de ses fibres, le muscle omoplate-hyoïdien passe aussi au-dessus du kyste. La veine jugulaire interne est déviée, elle glisse au devant et en dedans de la tumeur, près de l'ouverture inférieure du séton et aussi en dedans de cette ouverture. Le corps thyroïde placé en dedans et au-dessus de la tumeur est parfaitement sain sans aucune adhérence avec le kyste et séparé de lui par les vaisseaux carotidiens. Le kyste renferme un caillot noir mêlé à du pus. Les parois sont épaisses, résistantes et paraissent formées par un tissu fibreux. Il appuie sur la partie antérieure et latérale de la colonne cervicale.

Le plexus brachial est fortement dévié. Le kyste descend jusque sur le poumon et a déterminé un commencement de carie de la première côte. Il y a des adhérences entre le poumon, la plèvre et la partie correspondante de la tumeur.

Il n'y a pas de communication entre la poche et le poumon ; mais celui-ci dans sa partie adhérente est effacé, noir, non crépitant, imperméable à l'air.

Observations incomplètes

OBSERVATION X

Defranc et Roux. — *Bull. de la Soc. anatomique*, 1834.

M. Defranc présente à la Société anatomique une tumeur hydatique enlevée par Roux. Cette tumeur, qui était située au bord postérieur et à la face externe du sterno-mastoïdien du côté droit, contenait plusieurs hydatides d'une blancheur parfaite, et placées au milieu d'une substance analogue à la gelée de colle de poisson.

OBSERVATION XI

Souvenir du Dr Sabatier. — Thèse de Coupry, Lyon, 1891.

« Le sujet porteur de cette tumeur hydatique avait atteint l'âge adulte ; le kyste siégeait à la région moyenne de la nuque et présentait le volume d'une mandarine ; il était uniloculaire, acéphalocyste. »

OBSERVATION XII

Jackson. — Hydatid tumour of Neck ; Excision ; Recovery. — Austral. M. J. Melbourne, 1871, XVI, 181-183, 1 pl. (cité par Coupry, thèse de Lyon, 1891.)

Observations incomplètes tirées de la Thèse Marguet

OBSERVATION XIII

B.-B. Cooper. — Guy's Hospital Reports, t. VIII, p. 115, 1851.

a) De B.-B. Cooper, qui vit, chez une femme d'un boulanger, un kyste hydatique sur le côté droit du cou

« profondément situé sous le muscle trapèze ». La malade
en attribuait la formation à un coup qu'elle aurait reçu.
Tumeur indolore et fluctuante. Ponction : liquide limpide.
Hydatides : évacuation complète. Pas d'autres détails.

Observation XIV

Michon. — *Gazette des hôpitaux*, 1852, p. 16.

b) De Michon, qui observa un kyste hydatique dans la
région du dos, sous le trapèze ; il présentait un diagnostic
douteux et était tellement dur que Chassaignac le prit pour
une tumeur fibro-plastique.

Observation XV

c) Kofœds, cité par Jonassen, a observé un kyste hydatique sous le trapèze.

CHAPITRE V

TRAITEMENT

A l'heure actuelle, le traitement des kystes hydatiques du foie est exclusivement chirurgical ; il se résume dans l'ouverture large du kyste et son évacuation sous le contrôle de la vue. La sécurité donnée par l'asepsie a fait de l'évacuation après incision la méthode logique, toujours et rapidement curatrice. Sauf chez les malades pusillanimes pour qui le mot d'opération constitue un épouvantail, on ne tentera donc pas de détruire le kyste par les injections de Bacelli-Debove.

L'injection hydaticide a vécu comme mode de traitement exclusif.

Mais l'intervention qui consiste à évacuer un kyste hydatique a subi une évolution dont les phases ont été marquées par différents progrès imaginés pour remédier à certains inconvénients de l'ouverture simple avec marsupialisation de la poche qui a été l'opération primitive.

La marsupialisation, c'est-à-dire la fixation des lèvres de l'ouverture de la poche adventice à la peau, avait un inconvénient grave, plus important il est vrai dans les viscères très vasculaires comme le foie, la rate ou le rein, que dans les muscles. Elle exposait, dans les nombreux pansements nécessaires jusqu'au jour de l'oblitération spontanée de la fistule par rétraction et comblement de la cavité, aux infections secondaires. Celles-ci étaient à peu près fatales : il en résultait une cavité infectée, difficile à drainer et à stériliser, et des hémorragies secondaires. Aussi Pierre Delbet réalisa-t-il un progrès considérable le jour où il eut l'heureuse idée de faire le *capitonnage* de ces kystes et de les fermer par une suture de l'organe atteint et de la paroi extérieure. La seule opération réalisait en une fois tout ce que l'on attendait auparavant pendant plusieurs mois de pansements délicats, coûteux et dont le plus grave inconvénient était encore de rendre les malades indisponibles pour leurs occupations ordinaires. Comme il arrive toujours, l'opération en se vulgarisant se simplifia et l'intervention radicale et logique est devenue aujourd'hui, pour les kystes de tous les organes et de toutes les régions, la *réduction de la poche suturée hermétiquement sans drainage*.

Mais cette manière de faire avait encore un inconvénient : en ouvrant le kyste et en évacuant le liquide et les vésicules-filles avec les doigts, il s'en écoulait toujours une certaine quantité dans la région opératoire, dans le péritoine si le kyste était abdominal.

Malgré les affirmations contraires des naturalistes basées sur la théorie de Van Beneden, qui objectaient que des vésicules ou des scolex ne pouvaient se greffer dans les tissus et reproduire des échinocoques, les chirurgiens en observèrent des exemples absolument indubitables.

Le fait d'Albert Martin, communiqué à la Société de Chirurgie le 15 janvier 1902, en fournit la preuve. M. Martin laparotomisa, en octobre 1900, un homme qui avait depuis treize ans une tumeur hépatique. En 1899, il avait éprouvé, à la suite d'un effort violent, une brusque sensation de déchirure dans le ventre avec sueurs

froides. A l'intervention, M. Martin évacua un kyste du
foie et trouva le péritoine rempli de vésicules secondaires.
Il paraît évident que le kyste s'était rompu dans l'abdo-
men et que des greffes s'étaient produites.

Dans la même séance, MM. Hartman et Reclus commu-
niquèrent d'autres faits non moins probants. Le malade
de M. Hartmann avait un double kyste hydatique du foie ;
*mais la paroi abdominale était saine et non adhérente au
foie.* Or, il revint voir M. Hartmann avec une série de
nodosités incluses dans la paroi abdominale, et qui étaient
autant de petits kystes hydatiques. Il y avait eu greffe au
moment de l'opération.

M. Devé (1), par une série d'expériences et de contre-
expériences, a d'ailleurs très élégamment démontré la
réalité de ce fait : la greffe, dans une plaie opératoire,
non seulement de vésicules hydatiques mais même des
microscopiques scolex qui peuvent reproduire des kystes.
Et M. Devé a recherché le moyen d'éviter cet inconvénient des ouvertures chirurgicales de kystes hydatiques.
Il a étudié l'action parasiticide du sublimé et du formol,
sur les vésicules-filles et sur les scolex. A des lapins témoins, il déposait dans le péritoine des hydatides telles
qu'on venait de les extraire du foie d'un malade. A
une autre série de lapins, il inoculait d'autres vésicules-
filles laissées 2 minutes dans une solution de formol à 1
pour 100, ou dans du Van Swielen. L'autopsie de ces animaux, sacrifiés après un temps variable, montra que les
vésicules s'étaient greffées dans le péritoine des lapins
témoins, et que, au contraire, les vésicules tuées par le

---

(1) Devé.— Thèse de Paris, 1901. Nombreuses communications à
la Société de Biologie en 1901.

formol ou le sublimé étaient affaissées, opaques, dégénérées.

Les mêmes expériences ont été faites par M. Devé avec des scolex qui sont tués *in vitro* en deux minutes par le sublimé à 1 pour 1000 et le formol à 1 pour 200.

L'application clinique de ces importantes données est la suivante : si l'on veut mettre son opéré à l'abri d'une récidive échinococcique, il faut absolument, avant d'ouvrir le kyste, tuer ses éléments macroscopiques (vésicules) et microscopiques (crochets) par une injection parasiticide préalable. On attendra trois minutes avant d'inciser la poche.

Voici maintenant comment on doit procéder aujourd'hui pour un kyste hydatique de la nuque, comme l'ont fait MM. Estor et Jeanbrau dans le cas rapporté plus loin.

1° Incision de la peau et des masses musculaires et mise à nu de la surface du kyste ; 2° injection avec une seringue de Roux d'une quantité variable, suivant le volume de la tumeur, soit de liqueur de Van Swieten, soit de formol à 1 pour 200 ; 3° trois minutes après, ouverture large du kyste, évacuation complète, exploration de la cavité pour ouvrir et vider les loges accessoires ; frottement énergique de tout l'intérieur de la poche avec une compresse stérile imbibée de la solution parasiticide ; 4° fermeture complète de la poche par un surjet musculaire et de crins sur la peau sans drainage. Pansement fortement compressif pour accoler les parois de la cavité.

En procédant ainsi, la pression survient rapidement, avec le minimum de cicatrice (une suture intra-dermique rendrait celle-ci presque invisible) et la certitude à peu près absolue de ne pas avoir d'échinococcose post-opératoire secondaire. Comme l'a dit Routier, au sujet d'un malade dont il a rapporté l'observation à la Société de Chirurgie, à la nuque, les tissus ne reviennent pas aussi aisément sur eux-mêmes que dans le foie. Aussi le huitième jour, M. Routier fut-il obligé « de mettre un drain pour évacuer la sérosité qui s'était accumulée dans la cavité laissée en place par l'ablation du kyste ». Dans le cas de M. Estor, la réunion par première intention paraissait faite, lorsque en enlevant les fils, un liquide séro-sanguinolent s'écoula par l'extrémité de l'incision. Mais la cavité ne se combla pas moins très vite et la guérison survint beaucoup plus rapidement que si on avait pratiqué la marsupialisation.

CONCLUSIONS

1° Les kystes hydatiques de la région de la nuque sont exceptionnels. Ils ont le plus souvent pris naissance en avant du sterno-cléido-mastoïdien et ont fusé dans la nuque après avoir atteint un certain volume.

2° Les kystes de la nuque sont ordinairement sous-trapéziens et descendent vers son insertion inférieure pour occuper la région sus-claviculaire. Ils sont quelquefois profonds, développés au contact des vertèbres cervicales.

3° Leur symptomatologie est silencieuse. Développés « à froid », dans la région, les muscles s'accommodent de ce parasite et leur fonction n'en est pas troublée. La ponction seule permet le diagnostic.

4° Le traitement de choix est l'incision avec évacuation complète du kyste, capitonnage de la poche, ou tout au moins fermeture sans drainage. Il est nécessaire avant d'inciser la poche, d'y injecter quelques centimètres cubes de solution formolée ou sublimée, pour tuer les hydatides et les crochets, et éviter ainsi la repullulation dans la région opératoire.

BIBLIOGRAPHIE

Audiat. — Des kystes hydatiques des muscles. Thèse de Paris, 1886-1887, n° 18.

Bellencontre. — Kystes hydatiques comprimant la moelle épinière. Thèse de Paris, 1876, n° 133.

Boyron. — Kystes hydatiques du tissu musculaire et intermusculaire. Gazette des hôpitaux, 1870, p. 157, 161, 169.

Brassert. — Sur le diagnostic des kystes hydatiques externes. Thèse de Paris, 1877, n° 463.

Coupry. — Les kystes hydatiques de la région cervicale, corps thyroïde excepté. Thèse de Lyon, 1891-1892, n° 643.

Gros. — Étude des kystes hydatiques musculaires, Thèse de Paris, 1898-99, n° 143.

Güterbock. — Ueber echinokokkus der Halses. Archives de Langenbeck, XLV, 1893, p. 913 à 925 (bibliographie allemande).

Marguet. — Kystes hydatiques des muscles volontaires. Histoire naturelle et clinique. Thèse de Paris, 1887-1888, n° 255, 370 p. (bibliographie importante).

Martinet. — Difficultés du diagnostic des kystes externes. Thèse de Paris, 1880, n° 25.

Orillard. — Kystes hydatiques des muscles. Thèse de Paris 1869, n° 282.

Riedel. — Deutsche-Chirurgie, fasc. 36. Echinocoques du cou, p. 94.

Routier. — Kyste hydatique du cou. Bull. de la Soc de Chir. 1900, p. 1061.

Walter. — Discussion, cod. loc. — Art. tumeurs du cou, in Traité de Chirurgie de Duplay et Reclus, t. V.

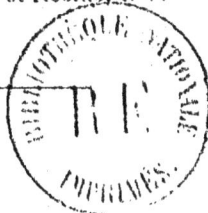

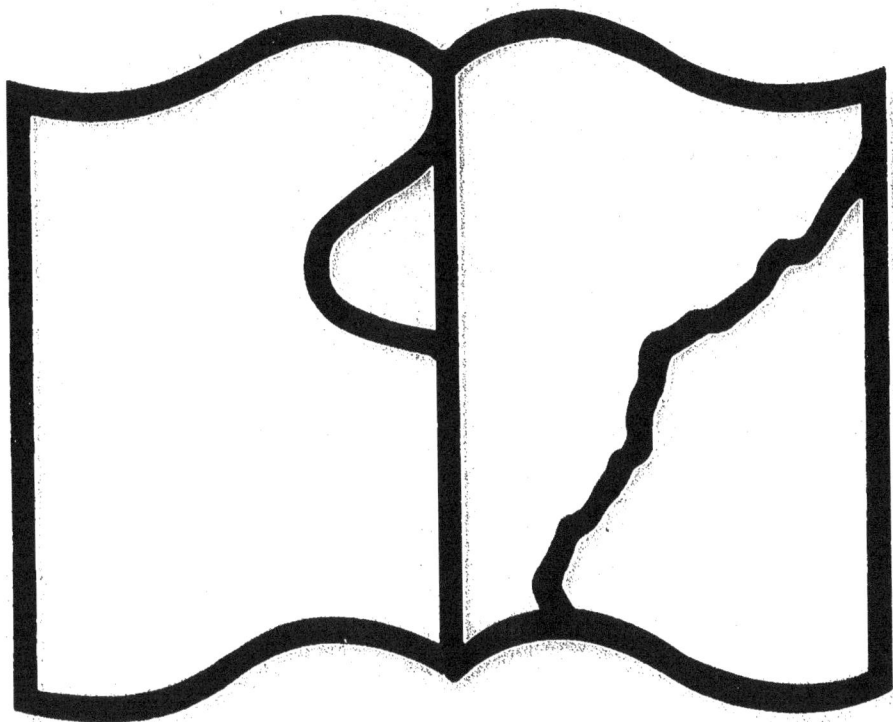

Texte détérioré — reliure défectueuse

NF Z 43-120-11